Burkhard Voges

Idealgewicht nach dem Body Mass Index

...so wird's gemacht!

Burkhard Voges

Idealgewicht nach dem BODY MASS INDEX

Übergewicht – ganzheitliche Sichtweisen und erfolgreiche Behandlungsmethoden

Caducee Edition

Die in diesem Buch enthaltenen Informationen sind sorgfältig recherchiert und nach bestem Wissen und Gewissen weitergegeben. Trotzdem übernehmen weder der Autor noch der Verlag Haftung für Schäden irgendwelcher Art, die direkt oder indirekt aus der Anwendung oder Verwendung der Angaben in diesem Buch entstehen könnten.

1. Auflage 2003

Lektorat: Peter Schmidt, Paris - ps@caducee-edition.de
Cover und Satz: XPresentation, Boppard
Druck: Finidr, s.r.o., Cessky Tesin

Caducee Edition GmbH | Steinstr. 1 | D-56593 Güllesheim
www.caducee-edition.de | info@caducee-edition.de

ISBN 3-937464-01-8

Inhaltsverzeichnis

Das lesenswerte Vorwort

Liebe Leserin, lieber Leser,

dies ist nun Ihr Buch geworden und Sie können damit verfahren, wie Sie wollen.

Auch wenn die Inhaltsübersicht dazu verführt, nur nach den »Leckerbissen« zu greifen, möchte ich Sie dafür gewinnen, den gesamten Text der Reihe nach aufzunehmen.

Ein Element baut auf dem anderen auf – nicht aus Schikane, sondern um Ihnen die wichtigen Gedanken so zu vermitteln, dass Sie daraus den größtmöglichen Nutzen ziehen können.

Ohne weiteres könnte man mit diesem Thema mehr als 180 Seiten füllen und die Information somit »zeilenmäßig« geschickt »verpacken«, aber heutzutage ist Zeit ein kostbares Gut und sollte nicht für das Herausfiltern wichtiger Informationen vergeudet werden.

Sie brauchen hier also keine Goldwäschermentalität zu entwickeln und mühsam die kleinen Nuggets aus dem Sand suchen.

Idealgewicht nach dem Body Mass Index gibt klare und einfache Antworten auf die ewige Frage, wie man sein Idealgewicht finden kann...

Herzlichst

Ihr Dr. Burkhard Voges

Kapitel I

Übergewicht – Realität oder Einbildung?

Es soll Menschen geben, die sich schon mit Untergewicht übergewichtig fühlen, aber das ist, wie gesagt, eben nur ein Gefühl.

Um Übergewicht sinnvoll definieren zu wollen, müssen wir erst einmal festlegen, was das Normalgewicht ist. Nach der Formel »Körpergröße minus Faktor Hundert« kam man früher zu einer Art Normalgewicht. Körpergröße: 180 cm – Faktor 100 = 80 kg. 80 kg wäre nun das Normalgewicht.

Das Idealgewicht bedeutete dann Normalgewicht – 10%. Wir hätten somit bei einem 180 cm großen Menschen das Gewicht von 72 kg (80 kg – 8 kg = 72 kg).

Heute hat sich zur Definition des Übergewichts der so genannte Körpermaßenindex (Body Mass Index = BMI) durchgesetzt. Hierbei handelt es sich um den Quotienten des Körpergewichts in kg dividiert durch das Quadrat der Körpergröße in Metern (kg/m^2).

Das ist nicht so schwierig, wie es aussieht!

Nehmen wir als Beispiel eine Person, die mit 1,75 m 90 kg schwer ist:

$90\ kg : (1{,}75)^2 = 29{,}4\ kg/m^2$

Klassifizierung des Körpergewichtzustandes nach WHO

Mager (untergewichtig)	weniger als 18,5 kg/m²
Normalgewichtig	18,5 – 24,09 kg/m²
Übergewichtig	25,0 – 29,9 kg/m²
Mäßige Adipositas (Klasse I)	30,0 – 34,9 kg/m²
Schwere Adipositas (Klasse II)	35,0 – 39,9 kg/m²
Morbide Adipositas (Klasse III)	mehr als 40,0 kg/m²

In Deutschland leidet heutzutage ein Drittel der Bevölkerung an Übergewicht. Ein Fünftel leidet unter Adipositas (Fettsucht). Adipositas wird mittlerweile als eine chronische Krankheit betrachtet, die einen genetischen Hintergrund haben kann, aber meistens das Ergebnis einer falschen Lebensweise ist.

Überkalorische Ernährung in Verbindung mit Bewegungsmangel stellt eine fatale Kombination dar, die in unserer Zeit leider allzu häufig anzutreffen ist.

Verständlicherweise möchte man sich abends, nach einem harten und anstrengenden Arbeitstag, kulinarisch verwöhnen – vor dem Essen noch Sport treiben kommt häufig nicht in Frage. Nach dem Essen wiederum soll man sich muskelmäßig auch nicht stark anstrengen, da das Blut für die Verdauungsvorgänge im Magen, im Darm und den die Verdauung unterstützenden Organen benötigt wird. Wenn es zu einer vermehrten Muskeldurchblutung durch sportliche Betätigung kommt, wird die für die Verdauung notwendige Durchblutung reduziert; mögliche Folgen sind Organschädigung und Stoffwechselstörungen.

Wir sehen, ohne Konzept und Disziplin verliert man nicht überschüssige Pfunde.

Wie man es am besten ohne großen »Leidensdruck« schafft, erkläre ich Ihnen gerne – weiter unten. Vorerst möchte ich jedoch noch etwas zu den beiden Erscheinungsformen von Übergewicht sagen.

Es mag im ersten Moment ein wenig salopp anmuten, wenn man von Fett- bzw. von Wasserdicken spricht. Aber diese Bezeichnungen treffen in erfrischender und verständlicher Form den wesentlichen Kern.

Die Fettdicken

Wie man recht schnell vermutet, besitzen diese Menschen zuviel Fettzellen, aus welchem Grund auch immer; wie oben schon bemerkt, kann dies genetisch oder ernährungsbedingt verursacht worden sein.

Seit einiger Zeit besteht die Möglichkeit, mit preiswerten Geräten unkompliziert und schnell den Körperfettanteil zu messen. Mit diesen Geräten kann gleichzeitig eine Fitness-Analyse gemacht werden. Durch die Messung des jeweiligen Körperfettanteils lassen sich die Trainingsfortschritte ideal dokumentieren. Solche Geräte gibt es in den medizinischen Warenhäusern zu erschwinglichen Preisen.

Morphologie

Nun gibt es aber auch die so genannte morphomedizinische Betrachtung der Fettverteilung im Körper. »Morpho« kommt aus dem Griechischen und bedeutet Form oder Gestalt.

Man kann durch das Muster der jeweiligen Fettverteilung am Körper und durch die Art des Fettes Rückschlüsse auf die Ursachen der Fettsucht gewinnen.

Bei dieser morphomedizinischen Betrachtung unterscheidet man wiederum zwischen einem A-Typ und einem B-Typ.

Der A-Typ nimmt zuviel Energie mit der Nahrung auf und verbraucht zu wenig durch körperliche Aktivitäten. Sport im Fernsehen anschauen und dabei viel essen hilft leider nicht. Bei diesem Typus befindet sich das Fett hauptsächlich am Oberkörper, das heißt am Hals, an den Oberarmen, am Brustkorb und am Oberbauch. Es ist verteilt wie bei gut durchwachsenem Speck und ist häufiger bei Männern zu beobachten.

Beim B-Typ handelt es sich um eine metabolische Fettsucht. Unter Metabolismus versteht man die Gesamtheit des Stoffwechsels.

Sie ahnen schon, dass die metabolische Fettsucht nichts mit einem Überangebot an Nahrung zu tun hat, sondern vielmehr mit einer schlechten Fettverbrennung. Leider liegt dies häufig »in der Familie«. Wenn die Mutter und die Großmutter schon eher mollig sind, haben die Kinder es möglicherweise etwas schwerer, eines Tages zum Idealgewicht zu gelangen.

Häufig sind gleichzeitig hormonelle Störungen (Pubertät, Schwangerschaft, Regelstörungen) zu beobachten. Aber auch Störungen der Bauchspeicheldrüsenfunktion müssen in diesem Zusammenhang beachtet werden: zwischen Diabetes und Übergewicht besteht ein deutlicher Zusammenhang.

Schließlich kann eine Unterfunktion der Schilddrüse mit erniedrigtem Grundumsatz vorliegen. Zur Unterfunktion kommt es meistens durch eine chronische Jodunterversorgung oder durch eine übermäßig operativ verkleinerte Schilddrüse.

Die Jodunterversorgung sollte aber tunlichst nicht mit jodiertem Speisesalz kompensiert werden! Mittlerweile hat es sich herumgesprochen, dass diese künstliche Jodierung schwere gesundheitliche Störungen verursachen kann – man spricht sogar in diesem Zusammenhang von einer Zunahme des Herzinfarktrisikos.

Außerdem ist das gewöhnliche »Speise«-salz für den Körper sehr schädlich. Mehr zu dem Thema Salz finden Sie weiter unten unter der Überschrift »Grundsätzliches«.

Die morphologische Fettverteilung ist bei dem B-Typ anders. Hier sitzt das Fett besonders am Unterkörper, aber auch im Gesicht und an den Armen. Das Fett stellt sich bei diesem Typus eher als »schwabbelig« dar. Auch die »Reithosenfettsucht, die so genannte »Cellulitis«, ist beim B-Typ anzutreffen.

Diese Fettstoffwechselstörung betrifft häufiger Frauen, aber auch schon junge Mädchen. Männer werden davon seltener – unmittelbar – betroffen.

Fettzellen können aber neben der »Fettmast« und den Stoffwechselstörungen auch durch radikale Diäten gebildet werden. Wissenschaftler fanden vor einiger Zeit heraus, dass der Körper in »Hungersnöten« vermehrt Fettzellen bildet, um selbst minimale Fettzufuhren für das Energiesystem sinnvoll zu nutzen. Dadurch kommt auch der bekannte Jojoeffekt zustande, der einem nach einer beendeten Diät und nachfolgendem gewohnten Lebenswandel ein deutliches Plus an Kilos beschert. Weiter unten lesen Sie noch mehr zu diesem Thema.

Man sollte seinem Körper schon das zukommen lassen, was er energietechnisch wirklich benötigt, aber mit Maß und Ziel...

Die Wasserdicken

Diejenigen, die Wasser einlagern, haben auch mit einer fettreduzierten Diät deutliche Gewichtsprobleme. Häufig sind es gerade die Personen, die nur eine Scheibe Knäckebrot »anschauen« und schon gleich ein Kilo mehr zu beklagen haben.

Fast ausnahmslos ist bei diesen Personen das Lymphsystem langfristig überfordert. Bei dem Lymphsystem handelt es sich um die Gesamtheit des lymphatischen Gewebes wie Lymphgefäße, Lymphknoten, Milz, Thymus, Tonsillen und die Lymphfollikel in den verschiedenen Organen.

Das Lymphsystem, insbesondere die Lymphgefäße, bilden neben dem Blutkreislauf ein eigenes Transportsystem. Ihr Ursprung befindet sich im Zwischenzellraum, mitten im Gewebe, und endet im venösen System. Die Venen transportieren bekanntlich das sauerstoffarme und »verbrauchte« Blut mit den körpereigenen Abbaustoffen.

Neben der Aufgabe des Lymphsystems, die Grundlage des Immunsystems zu bilden, kommt diesem System somit die lebenswichtige Funktion der Körperentgiftung zu.

Bei sehr vielen Menschen in der heutigen Zeit ist das Lymphsystem langfristig überlastet und als Folge insuffizient geworden. Die Überlastung wiederum beruht generell auf der Flut verschiedener Umwelt- und Nahrungsgifte, denen der Mensch ausgesetzt ist, und auf einem überforderten Nervensystem.

Aussagen wie z.B. »Du machst mich krank« weisen darauf hin, dass sich Stress mit seinem Nächsten organisch auswirken kann. Es gibt in der deutschen Sprache einige Aussagen, die Empfindungen und Verhaltensweisen mit Organen und organischen Funktionen in Verbindung setzen. Beispiele wie: einem ist das Herz schwer, es geht einem an die Nieren, es ist nicht zu (er)tragen, einem ist eine Laus über die Leber gelaufen usw. verdeutlichen, wie wichtig Harmonie auch auf geistigem Gebiet ist.

Wenn man sich sehr geärgert hat, ist man richtig »sauer«! Labormessungen haben ergeben, dass Menschen, die sich häufig ärgern, einen geringeren pH-Wert (Indikator für Säure – siehe unten) aufweisen als ausgeglichene Personen – vorausgesetzt, es bestehen gleiche Ernährungsgewohnheiten. Auch hier ist wieder ein Zusammenhang von Geistigem und Körperlichem sichtbar.

Zusammenfassend halten wir fest, dass ein überfordertes und somit geschwächtes Lymphsystem das Gewebe, insbesondere das Bindegewebe, nicht entschlacken kann. Somit kommt es zu Ablagerungen, die zusätzlich den gesamten Organismus schwächen. Es lagert sich Wasser ein, nicht zuletzt, um die Abbauprodukte und andere giftige Stoffe im Gewebe zu verdünnen. Würde dies nicht erfolgen, entstünden noch früher die chronischen Erkrankungen, die meist erst im Alter bemerkt werden.

Hier handelt es sich aber nicht um Krankheiten, die mit dem Altern zusammenhängen, sondern nur um Altlasten, die im Laufe der Zeit »angespart« und »eingelagert wurden. Man kann auch sehr alt ohne Krankheiten werden!

Wie oben schon bemerkt, sollte darauf geachtet werden, dass der Körper nicht übersäuert ist. Nachgewiesen ist, dass Stoffwechselstörungen durch eine Veränderung des Säure-Basen-Gleichgewichts entstehen.

Da unser Körper stets bemüht ist, seine Funktionen aufrecht zu erhalten, werden die Stoffwechselschlacken und Gifte deponiert. Organe und Bereiche, die als Schwachstellen disponiert sind, erkranken zuerst.

Auch hier kommt es einerseits durch ein blockiertes Lymphsystem und andererseits durch die Notwendigkeit der Verdünnung von Körpersäuren automatisch zur Gewichtszunahme. Da dieses Thema sehr wichtig ist, finden Sie nähere Ausführungen im Kapitel »Basenbetonung«.

Die dringend empfohlene regelmäßige Entsäuerung sollte stets von außen erfolgen!

Werden entsäuernde Mittel eingenommen, kommt es zu einer unnatürlichen Abpufferung der notwendigen Magensäure – mit der Folge, dass automatisch kurzfristig mehr Magensäure gebildet und das ganze System »verstellt« wird. Gleiches gilt auch für Präparate, die ihre basische Wirkung erst im Dünndarm entwickeln. Die künstliche Millieumanipulation im Darmbereich, auch wenn sie in die gleiche Richtung verläuft, wie es der Stoffwechsel dort vorsieht, kann Unordnung und Chaos bedeuten beziehungsweise auslösen.

Mit dem von mir entwickelten BasenGel wird ein basischer Film auf den Körper gebracht, der die überschüssige Säure wie ein Staubsauger aus dem Körper zieht.

Der so genannte Säureschutzmantel beruht auf einem Irrtum. Er stellt lediglich das Notprogramm des Körpers dar, möglichst Säuren auszuscheiden – die aber letztendlich auf beziehungsweise im Körper verbleiben.

Das BasenGel sollte 3x wöchentlich abends wie eine Bodylotion verwendet und morgens abgeduscht werden. Zeitraubende Entsäuerungsbäder (ca. 3 Std.) sind somit überflüssig geworden.

Durch diese einfache und gesunde Form der Entsäuerung werden Sie neben einer Gewichtsabnahme auch ein besseres Körpergefühl erlangen. Im Laufe der Zeit kehrt die Leistungsfähigkeit wieder zurück, das Immunsystem erfährt eine Stärkung und der Gewichtsreduktion steht immer weniger im Weg.

Wohlfühlgewicht

Wie das Wort schon sagt, wird dieses Gewicht kaum ein Gewicht sein, unter dem wir leiden – zumindest nicht bewusst.

Was unser Körper, insbesondere unser Kreislaufsystem, oder auch die Knie- und Hüftgelenke dazu »sagen«, bleibt vorerst im Verborgenen. Erst nach längerem, strapaziösen Funktionieren der besagten Gelenke treten Verschleißerscheinungen auf. Oftmals werden diese durch das Übergewicht hervorgerufenen Gelenkbeschwerden zusätzlich durch den gestörten Gesamtstoffwechsel negativ beeinflusst. Das Herz-Kreislauf-System meldet sich meistens früher, wird aber leider nicht immer mit der Körperfülle in Verbindung gebracht und mit Kreislauftropfen wieder »beruhigt«, statt das Kreislaufproblem als Warnsignal zu würdigen und ursächlich zu handeln. Leider wird jedoch das »Sich-Wohlfühlen« höher bewertet als eine mögliche Erkrankung von übermorgen.

Idealgewicht

Gibt es so etwas - ein ideales Gewicht? Ich denke schon! Das Wohlfühlgewicht kann es sicherlich nicht sein. Herz-, Kreislauf- und Organbelastungen können niemals einen Baustein des idealen Gewichts darstellen. Ich vertrete die Ansicht, dass es ein subjektives Idealgewicht gibt, daß sich jedoch nicht wesentlich von anderen subjektiven Idealgewichten und auch dem »Body Mass Index« unterscheidet.

Das ideale Gewicht beinhaltet mit Sicherheit keine unnötigen Fettdepots oder Wasseransammlungen, sondern primär »Funktionsgewebe«. Muskelmasse dagegen, die durch intensives Training aufgebaut wurde, hat ein hohes Eigengewicht. Sehr muskulöse Menschen sind meistens schlank, aber nicht entsprechend leicht.

Sollten Sie Muskelaufbautraining machen, werden Sie mit Sicherheit auch Fettdepots einschmelzen und Wasser verlieren – großer Gewichtsverlust ist dagegen nicht sehr wahrscheinlich.

Ein normales, auf Ihre momentane körperliche Verfassung zugeschnittenes Trainingsprogramm ist wesentlich sinnvoller als ein reiner Muskelaufbau, soweit er nicht medizinisch erforderlich ist. Gegen einen gezielten Aufbau der Rückenmuskulatur bei Rückenbeschwerden ist natürlich nichts einzuwenden.

Kapitel II

Schutzgedanke oder Sabotageprogramm?

Egal, ob fettdick oder wasserdick, es kann sich oft noch etwas anderes hinter der Körperfülle verbergen. Ich möchte jedoch zunächst bemerken, dass es sich bei dem hier folgenden Text lediglich um eine mögliche Sichtweise handelt und nicht um eine Schuldzuweisung oder eine fanatische Fehlersuche!

Wenn man das Thema Übergewicht einmal symbolisch betrachtet, sollten wir mit dem Magen als Aufnahmeorgan der Speisen beginnen. Der Magen ist mit seiner Aufnahmefähigkeit der Aufbewahrungsort von »allem Geschluckten«. Die bekannten Aussprüche »Liebe geht durch den Magen« und »etwas schlägt auf den Magen« veranschaulichen, dass der Magen etwas mit Gefühl zu tun haben kann.

Das Fettgewebe dagegen bedeutet Überfluss und Reserve; warum werden Überfluss und Reserve benötigt? Haben Sie sich das schon einmal gefragt?

Die Körperfülle, egal ob durch Wassereinlagerungen oder Fettdepots verursacht, bedeutet ein mächtiges Erscheinungsbild. Ist diese Form von Macht wirklich nötig? Wird die Körperfülle vielleicht sogar als Isolationsschicht des so verletzbaren, inneren weichen Kerns benötigt? Fühlt man sich leicht verletzt, sollte man einmal das Thema Demut durchdenken. Eigenliebe und Egoismus lassen keine rechte Demut aufkommen. Man nimmt sich als Egoist zu wichtig und achtet primär darauf, dass dem »Ich« kein Schaden zugefügt werden kann.

Diese Schutzschicht gegenüber der feindlichen Welt stellt eine wahre Isolation dar. Kaum etwas anderes isoliert den Körper besser als Fett. Durch diese Isolation kann kaum Wärme nach außen entweichen, es kommt aber auch selten welche herein – was wiederum eine Enttäuschung darstellt und eine Bestätigung der Notwendigkeit bedeutet, sich isolieren zu müssen.

Schließlich kann der Wunsch aufkommen, in der eigenen Fettburg in Ruhe gelassen zu werden. Aber man sollte sich nicht hinter den gelben Fettmauern verstecken und der Realität ausweichen.

Natürlich kann auch die äußere Fülle als Ersatz für innere Erfüllung herhalten. Bei der erfolglosen Suche nach Liebe und Geborgenheit kann durch das übermäßige Essen das Liebes- und Genussbedürfnis als Ersatzbefriedigung ausgelebt werden.

In unserer heutigen Gesellschaft ist man begehrenswert, wenn man schlank ist. Möchte man begehrt werden oder hat man Angst, sich auf eine Beziehung einzulassen, so schmälert man vorsichtshalber gleich einmal seinen »Marktwert«.

Oftmals sind es die hageren und sehnigen Menschen, mit denen leider »nicht gut Kirschen essen ist«. Diese Spezies weiß sich zu schützen; man darf sie nicht »von der Seite ansprechen« ohne Gefahr zu laufen, »gebissen« zu werden. So etwas ist natürlich auch nicht erstrebenswert, zumal bei solchen Menschen dann auch organische Schäden eher auftreten.

Kapitel III

Geistige Betrachtung

Liebe heilt! Sie ist die Basis für Harmonie in Empfindungen, Gedanken, Worten und Handlungen und somit notwendig für die ganzheitliche Heilung und damit auch für das Idealgewicht.

Wie zu vermuten ist, liegt die Ursache aller Erkrankungen häufig in der geistig-seelischen Fehlhaltung des jeweiligen Betroffenen. Auch wenn die Welt sehr unterschiedliche Auffassungen über Liebe vertritt, so gibt es meines Erachtens nur eine Definition der Liebe, die sich jedoch aus vielen Aspekten zusammensetzt. Ein Mensch, der wahre Liebe in sich hat, weist nicht in verschiedenen Bereichen »dunkle Flecken« auf, solche, die nämlich die notwendige Gesamtheit und somit Vollständigkeit der wahren Liebe vereiteln würden.

Interessant ist, wie die Bibel die Liebe umschreibt. In 1. Korinther Kapitel 13 Verse 4-8a heißt es:

4 Die Liebe ist langmütig und gütig. Die Liebe ist nicht eifersüchtig, sie prahlt nicht, bläht sich nicht auf, 5 benimmt sich nicht unanständig, blickt nicht nach ihren

eigenen Interessen aus, lässt sich nicht aufreizen. Sie rechnet das Böse nicht an. 6 **Sie freut sich nicht über Ungerechtigkeit, sondern freut sich mit der Wahrheit.**
7 **Sie erträgt alles, glaubt alles, hofft alles, erduldet alles.** 8 **Die Liebe versagt nie.**

Sie sehen, dass es sich bei der wahren Liebe nicht um die geschlechtliche Liebe handelt. Vielmehr geht es hier um die selbstlose Liebe.

Mit der Selbstlosigkeit ist das so eine Sache. Wenn sich die Liebe im Laufe der Zeit der Selbstlosigkeit nähert, kann es vor der Erfüllung der Selbstlosigkeit zu einer Reihe von Selbsttäuschungen kommen. Der Grund dafür liegt darin, dass viele Menschen glauben, selbstlos lieben zu können, ohne aber die Voraussetzungen dafür geschaffen zu haben.

So ist eine selbstlose Liebe nur denkbar, wenn ich nicht mehr binde oder besitze, nicht mehr halte, sondern den freien Willen und die Freiheit des Nächsten voll berücksichtige. Das bedeutet also, dass die angestrebte Selbstlosigkeit dann nicht möglich ist, wenn ich etwas sein will, etwas haben will, solange ich den anderen will, solange ich ihn beherrschen will, ihn werte, ihn beurteile, solange ich nicht offen bin, den Nächsten als Konkurrenten ansehe und ihm Energie entziehen möchte.

Automatisch denken vermutlich jetzt viele Leser an das so genannte »Helfersyndrom«. Hierbei handelt es sich häufig um eine verschleierte Eigenliebe, die dazu benutzt wird, sich aufzuwerten und gleichzeitig Anerkennung zu erhalten.

Die helfenden Berufe genießen durch den Anschein der Selbstlosigkeit daher ein relativ hohes Image. Die manchmal nicht vorhandene selbstlose Liebe wird spätestens in dem Moment deutlich, wo der Helfer verärgert ist, wenn sich die betreute Person als undankbar erweist beziehungsweise nicht entsprechend seiner Erwartungshaltung reagiert.

Wahre Liebe erwartet nichts, arbeitet im Verborgenen.

Die wahre Liebe zu erreichen und aufrecht zu halten, in jeder Situation, ist in unserer heutigen Welt äußerst schwierig und gelingt nur sehr wenigen Personen. Ohne sich auf dem zweifelhaften Spruch »Der Weg ist das Ziel« ausruhen zu wollen, ist der tägliche und sogar stündliche Versuch, diesen hohen Ansprüchen zu entsprechen, schon sehr viel – solange die Triebfeder dafür nicht verkrampftes Erreichenwollen bedeutet.

Wenn der Weg das Ziel ist, werde ich nie an das Ziel gelangen. Ein »Suchender« bleibt ein Suchender, solange er sich als Suchender betrachtet. Ein Suchender ist nie ein »Findender«. Ich persönlich betrachte mich lieber als Findenden. Warum soll man nicht den Mut haben, etwas zu finden und annehmen zu können?

Entspricht man diesen hohen Idealen ohne eine zu hohe Erwartungshaltung sich selbst gegenüber, und ist man somit im Einklang mit seiner Außenwelt, so kann sich das ideale Gewicht entwickeln.

Kapitel IV

Gedankenarbeit

Zuerst einmal sollte das momentane Gewicht als zur Zeit angemessen erkannt und angenommen werden – sonst wäre es ja nicht so.

...annehmen

Wenn Klarheit darüber besteht, warum es zur Zeit so und nicht anders ist, beginnt schon die Gewichtsreduktion, wenn auch nur in winzigen Schritten.

Wenn Sie etwas als nicht Eigenes behandeln, können Sie darüber auch nicht sinnvoll verfügen. Wichtig ist es daher, sich aller Probleme und Problemchen anzunehmen und diese möglichst wertfrei zu betrachten.

...wertfrei betrachten

Ein Beispiel zum wertfreien Betrachten mag folgende Begebenheit verdeutlichen:

Vor einiger Zeit kam ein Patient in meine Praxis, der sich kurz zuvor unwahrscheinlich stark über einen anderen Autofahrer aufgeregt hatte. Der besagte Autofahrer hatte sich erdreistet, meinem Patienten, anscheinend auf recht brutale Weise, eine Parkmöglichkeit streitig zu machen. Der »Parkplatzräuber« hatte sich vermutlich unter hoher nervlicher Anspannung seinen Platz erkämpft und saß nun nach der Tat mit klopfendem Herzen und an jedem Nerv vibrierend hinter seinem Steuer – aber in der Parklücke. Draußen tobte mein Patient. Eine filmreiche Situation, in der natürlich beide Parteien gleichzeitig gegen mehrere Verhaltensregeln verstießen.

Meinem Patienten riet ich mit knappen Worten, die Situation im nachhinein einmal als Zuschauer zu betrachten. Ich sagte wörtlich: »Gehen Sie einmal aus der Situation heraus, seien Sie nicht selbst der Schauspieler, sondern sitzen Sie im Publikum und schauen zu. Wie fühlen Sie sich nun?« Das Gesicht meines Patienten, eben noch angespannt und mit finsterer Mine, entspannte sich zusehends. »Das ist ja ein Wunder«, platzte es aus ihm heraus.

Durch eine andere Sichtweise war eine unerfreuliche Situation in wenigen Sekunden entschärft. Der Patient musste sogar schmunzeln, als er sich die Situation vorstellte, in der man ihm seinen Parkplatz weggenommen hatte.

Durch das wertfreie Betrachten einer Sache oder eines Zustandes erlangen wir ein großes Maß an Objektivität und bleiben nicht an dem Zustand der Wahrnehmung hängen, sondern gelangen sehr viel schneller zur Problemlösung.

Die Problemlösung ist ja das Erstrebenswerte und nicht etwa Aufregung oder Traurigkeit.

Versuchen Sie nun wertfrei Ihren Körper und Ihre jetzige Lebenssituation zu betrachten. Gehen Sie aus der Situation heraus und schauen sich einmal alles in Ruhe von außen an – dann haben Sie es!

Neben dem wertfreien Betrachten und Erkennen des Zustandes muss natürlich auch gehandelt werden.

...handeln

Versuchen Sie, sich Zuwendung und Belohnung über andere Genusswege als Essen zu besorgen. Neben einer erfüllten Beziehung bieten die Musik und die bildende Kunst ein weites Feld, als Zuhörer, Betrachter oder auch als Selbstausübender. Die Begeisterung füllt sehr schnell den Raum – wie oben schon erwähnt: »Innere Erfüllung statt äußerer Fülle«.

Falls Kummerspeck vorhanden ist, gilt es, diesen als solchen zu erkennen und anzuerkennen, und dann fließt die Liebe wieder. Bringen Sie also schnell die Liebe wieder zum Fließen! Denken Sie auch in diesem Zusammenhang an das so genannte »Resonanzprinzip«: Gleiche Schwingungen passen zusammen. Das, was Sie ausstrahlen, empfangen Sie nach dem bekannten Prinzip von Saat und Ernte.

Lächeln Sie jemanden freundlich an, ernten Sie meistens auch ein Lächeln. Das geht soweit, dass Ihr Gegenüber Ihre persönliche Einstellung zu ihm selbst wahrnehmen kann, ohne dass er sich darüber bewusst zu sein braucht. Denken Sie also negativ über diese Person, ist es recht wahrscheinlich, dass sich die besagte Person Ihnen gegenüber verschließt und eine gute Verbindung gestört wird.

Möchten Sie in letzter Konsequenz in Ruhe gelassen werden, strahlen Sie das auch für andere wahrnehmbar aus. Sie werden dann auch »in Ruhe gelassen«, verschließen sich aber eventuell einer möglichen Partnerschaft.

Wenn Sie nun eine erfüllte Partnerschaft suchen, aber gerne in Ruhe gelassen werden möchten, liegt ein gewisser Widerspruch vor. Eine Partnerschaft ist nicht nur für eine Person konzipiert – nicht Sie allein sollen der Nutznießer sein, sondern idealerweise beide Partner.

Wenn Sie nun bereit sind, auch in Liebe und mit Freude zu geben, werden Sie mögliche Partner anziehen, die ähnlich geartet sind wie Sie und Sie glücklich machen können.

Ein guter Leitsatz ist, dass man das geben soll, was man erwartet. Wenn alles noch mit der oben beschriebenen Form der Liebe veredelt wird, steht einer erfüllten Partnerschaft nichts mehr im Wege, und der Genussbedarf muss nicht schwerpunktmäßig über die Essensschiene gestillt werden.

Was eine so genannte ›Fettisolation zur bösen Außenwelt‹ anbelangt, so sollte man natürlich nicht mit scharfer Zunge und spitzen Bemerkungen verbal zurückschlagen, um sich auf diese Weise zu schützen. Täte man es, so würde das Problem lediglich verlagert werden – statt Übergewicht könnte man zum Beispiel Gallensteine bekommen, weil einem bei jeder Gelegenheit die »Galle überläuft«.

Wenn Sie nun schon im Begriff sind zu handeln, schauen Sie sich einmal in Ihrer nächsten Umgebung, in Ihrem Zuhause, um. Alte ungebrauchte Gegenstände, auch als Gerümpel bezeichnet, können dick machen... Nicht nur, dass ein voller Bodenraum oder ein voller Keller optisch belastend sind, einen auch geistig unbeweglicher werden lassen und negative Energien aussenden, diese Masse an angehäuften »Schätzen« dient auch wieder als Selbstschutz.

Übergewicht kann häufig etwas mit emotionaler »Verstopfung« zu tun haben. So wie das Gefühl, nicht loslassen zu können und alte Erinnerungsstücke zu horten, so bremst auch der Körper den Stoffwechsel, hält zurück und sammelt. Nach dem Motto, wie draußen so drinnen, sollte auch in Ihrem Wohnbereich »abgespeckt« werden!

Kapitel V

Diäten, Diäten, Diäten

Sicherlich haben Sie schon etliche Diäten kennen gelernt und jedesmal ohne nennenswerten Erfolg beendet. Häufig hatte sich das Gewicht nach der Diät noch etwas erhöht, so verraten zumindest Statistiken und Erfahrungswerte meiner Patienten.

Dieses Phänomen wurde durch wissenschaftlich geführte Studien an Laborratten untersucht, indem den Tieren abwechslungsweise kalorienreiches und kalorienarmes Futter gegeben wurde. Die Tiere nahmen entsprechend abwechselnd zu und ab. Jedoch war der gesamte Verlauf eher unbefriedigend, wenn man sich durch die kalorienarme Ernährung eine langfristige Gewichtsreduktion erhoffte.

Bei der ersten Diät verloren die Ratten innerhalb von drei Wochen ein bestimmtes Gewicht, welches sie innerhalb von 46 Tagen wieder zunahmen. Bei der zweiten Diät benötigten die Tiere 56 Tage, um dasselbe Gewicht zu verlieren und nahmen sogar schon innerhalb von 2 Wochen wieder zu. Anschließend wurde es immer schwerer, eine Gewichtsabnahme zu erreichen. Ebenfalls kam es viel schneller zu einer Gewichtszunahme, wenn kalorienreiches Futter verabreicht wurde.

Man hatte hierdurch den Beweis erbracht, dass sich der Stoffwechsel jeweils an eine verringerte Kalorienzufuhr anpasst! Daraus kann man schließen, dass in diesem Zusammenhang jede Rückkehr zur normalen Essweise, auch wenn sie nur von kurzer Dauer ist, grundsätzlich zu einer deutlichen Gewichtszunahme führt.

Viele Diäten, die eine Gewichtsreduktion in Aussicht stellen, sind somit zu hinterfragen. Wirklich sinnvoll ist nur eine dauerhafte Umkehr und die Befolgung von Ernährungsrichtlinien, die ganzheitlich wirken, also auf Geist und Körper gleichermaßen ausgerichtet sind.

Aus diesem Grund lehne ich auch Präparate ab, die die Fettaufnahme blockieren sollen. Es ist eine Form der Manipulation, die sich nicht mit der ganzheitlichen Problembewältigung vereinbaren lässt und vermutlich einige Zeit später ihren Tribut auf einer anderen Ebene einfordert.

Bevor ich Ihnen eine wirklich ausgereifte und sinnvolle Nahrungsauswahl vorstelle, möchte ich Sie mit einer scheinbaren Alternative zum Thema: »Was darf ich essen?« vertraut machen, nämlich auf Dauer »überhaupt nichts mehr zu essen«!

Kapitel VI

Exkurs: Lichtnahrung

Bei der so genannten Lichtnahrung stellt man sich bewusst auf eine überall und unbegrenzt vorhandene Energie ein. Diese Energie wird auch als Prana, Qi, Chi, Äther oder Lebenskraft definiert. Der Begriff »Licht« hat also in diesem Zusammenhang nichts mit dem Sonnenlicht oder dem Licht einer brennenden Glühlampe gemeinsam.

In der Regel wird unser Körper durch die in der festen Nahrung enthaltene Energie ernährt, wobei wir uns unbewusst zu 20 bis 30 Prozent unmittelbar von Prana ernähren. Die Ernährung mit fester Speise erscheint jedoch ineffizient und verschwenderisch, da etwa die Hälfte der gewonnenen Energie allein für die Verdauung verbraucht wird.

Jeder hat schon einmal die bleierne Müdigkeit nach einem opulenten Mahl erlebt – wir hatten sicherlich das Gefühl, als würde uns Lebenskraft abgezogen werden.

Anders verhält es sich da bei der Lichtnahrung. Sie ernährt den Körper zu 100 Prozent direkt über die Zellen und enthält alle notwendigen Stoffe in Form von Energie zur Aufrechterhaltung eines gesunden

Körpers. Eine zusätzliche Einnahme von Vitaminpräparaten wird somit überflüssig. Lichtnahrung ist gesund, da keine Gifte wie Konservierungsstoffe, Farbstoffe, Pestizide usw. aufgenommen werden können, die den Fluss der Lebensenergie unnötig stören und im schlimmsten Fall zu Krankheiten wie Rheuma, Krebs u.a. führen.

Man schont zusätzlich die Umwelt, weil keine umweltschädlich erzeugte Nahrung mehr benötigt wird. Da in diesem Fall keine Nahrung mehr gekauft werden müsste, spart man viel Geld. Die Freizeit vervielfacht sich, weil der Lichternährte weder kochen, essen noch abwaschen muss.

Wie stellt man sich auf Lichtnahrung um? Es gibt zu diesem Thema einführende Literatur und Kurse. Entscheidend ist der gedankliche Schritt mit der Gewissheit, dass man nicht essen muss, um zu überleben, und die sichere Erkenntnis, dass der Körper auf feinstofflicher Ebene, zu jeder Zeit, Zugang zu den nötigen Energiestoffen hat.

Sobald man nicht nur hofft, dass dem Körper zur rechten Zeit die nötige Energie zugeführt wird, sondern auch hundertprozentig weiß, dass dies so ist, dann funktioniert es.

Ich habe vor langer Zeit eine sehr ausführliche Ausbildung bezüglich Pranabehandlungen absolviert und kenne mich daher mit dieser Energieform gut aus. Auch wenn es bei mir persönlich funktioniert, benutze ich diese Möglichkeit ausschließlich in Notfällen, wenn ich zum Beispiel unterwegs bin und keine Möglichkeit habe, bei Hunger etwas zu essen. Sobald ich mich kurz an diese Möglichkeit der Energiezuführung erinnere, verschwindet mein Hungergefühl sofort.

Auch wenn es faszinierend ist, so sieht die Natur für uns etwas anderes vor. Betrachtet man unsere anatomischen Voraussetzungen, so sind wir für orale Energiezuführung prädestiniert. Unser Schöpfer hat uns mit einem perfekten Verdauungssystem und einer sehr feinen Geschmacksempfindung ausgestattet. Zusätzlich stehen uns unzählige Genüsse zur Verfügung, die das Leben noch lebenswerter machen.

Persönlich kenne ich mehrere Menschen, die sich mit »Licht« ernähren. Bei den meisten lag zeitweise eine Traurigkeit und Leere vor, die sich aus der totalen »Freiheit« von geschmacklichen Genüssen ergab. Dieser Mangel konnte dann nur versuchsweise mit dem erhebenden Gefühl kompensiert werden, anders als die anderen zu sein und es nicht mehr »nötig« zu haben zu essen.

Wer nun denkt, dass man durch Lichtnahrung garantiert sein Gewichtsproblem aus der Welt schafft, den muss ich leider enttäuschen. Es gibt Personen, die auch mit dieser Form der Ernährung recht stabil gebaut sind. Weiter oben im Text ging es bei der Körperfülle um den Gedanken, sich schützen zu müssen. Auch wenn ich keinen deutlich Übergewichtigen kenne, der sich ausschließlich von Licht ernährt, so sind auch diese Personen nicht gänzlich davon befreit, gewisse Lebensphasen durch eine stabilere körperliche Erscheinung für sich persönlich besser zu meistern.

Die ›Lichtnahrung‹ als Möglichkeit der Gewichtsreduktion sollte daher gleichzeitig aus mehreren Gründen ernsthaft hinterfragt werden!

Zum Abnehmen gibt es etwas Besseres! – Eine universale Ernährung.

Kapitel VII

Universale Ernährung

Seit vielen Jahren empfehle ich meinen Patienten – und zwar mit sehr großem Erfolg – die Befolgung mehrerer Ernährungsrichtlinien gleichzeitig.

Es hat sich immer wieder herausgestellt, dass eine Ernährungsrichtlinie allein für sich nicht die gewünschte Wirkung bietet. Bildlich gesprochen würde es auch keinen Sinn machen, sich nur mit Strümpfen und einem Hut zu bekleiden. Erst die restlichen, gewohnten Kleidungsstücke bringen die nötige Wärme und befriedigen die optische Erwartungshaltung unseres Nächsten.

In gewisser Weise werden von vielen Menschen heute schon mehrere Ernährungsrichtlinien gleichzeitig befolgt. Zum Beispiel wird man angehalten, mehr Obst und Gemüse zu essen und den Fleischkonsum möglichst auf Null zu reduzieren. Gleichzeitig sollte man viel Frisches essen und viel Wasser trinken. Dies sind schon einige richtige Ansätze, treffen aber nicht unbedingt den Kern, wie Sie weiter unten erfahren werden.

Ich habe meine Empfehlung, sich vernünftig zu ernähren, »Ernährungsfilter« genannt. Dieser Ernährungsfilter am Ende des Buches wird von oben nach unten gelesen.

Am Anfang werden durch diesen Filter die wenigen Nahrungsmittel »herausgefiltert«, die bei den späteren Stoffwechselvorgängen nicht mit unserer Blutgruppe in Einklang zu bringen sind. Man nennt diese Form der Ernährung »blutgruppenspezifische Ernährung« oder auch »Blutgruppen-Diät«.

Darauf folgt die sinnvolle Trennung von Eiweißen und Kohlehydraten, da sich beide in der Phase der Verdauung behindern und zu Belastungen des Organismus führen können.

Nun sollte man noch auf eine basenreiche Nahrung Wert legen und den Produkten, die der Jahreszeit und der Region entsprechen, den Vorzug geben.

Mit ein paar grundsätzlichen Empfehlungen endet der Ernährungsfilter, der fast so leicht einzuhalten ist wie die oben erwähnte Bekleidungsregel. Sie unterliegen hier noch nicht einmal einer bestimmten Mode!

Blutgruppenspezifische Ernährung

Die Grundvoraussetzung für eine gesunde Ernährung ist die Beachtung der eigenen Blutgruppe bei der Wahl der Lebensmittel! Seit langer Zeit ist es wissenschaftlich anerkannt, dass die Blutgruppe eine Schlüsselfunktion inne hat, wenn es um Gesundheit, Krankheit, Langlebigkeit, körperliche Vitalität und emotionale Stärke geht.

Die Blutgruppe gibt jeweils die Krankheitsanfälligkeit vor, bestimmt die gut verträglichen Nahrungsmittel und die Formen der idealen körperlichen Betätigung. Somit stellt sie einen klaren Faktor für den Grad der Körperenergie, die Verwertungsmöglichkeit von Kalorien und die

Stressbelastbarkeit dar. Es wird sogar eine Verbindung zwischen Blutgruppe und Persönlichkeit diskutiert.

Die eigene Blutgruppe ist häufig im Impfausweis zu finden. Ansonsten kann man sie bei jedem Arzt in Erfahrung bringen, leider meist nur gegen Bezahlung. Es lohnt sich jedoch, diesen Schritt zu unternehmen!

Mittlerweile gibt es viel Literatur zu diesem Thema. Entscheidend sind entsprechende Nahrungslisten, in denen man herausfindet, welche Nahrung entweder sehr bekömmlich, neutral oder zu meiden ist. Wer jetzt denkt, dadurch deutlich in seiner Nahrungswahl eingeschränkt zu werden, den kann ich beruhigen.

Die Nahrungsgruppen sind unterteilt in Fleisch und Geflügel, Fisch und Meeresfrüchte, Milchprodukte und Eier, Öle und Fett, Nüsse und Samen, Bohnen und andere Hülsenfrüchte, Getreideflocken und Zubereitungen auf Basis dieser Flocken, Brot und Gebäck, Getreide und Teigwaren, Gemüse, Obst, Säfte und Flüssigkeiten, Kräuter, Gewürze und Verdickungsmittel, Würzmittel und Eingemachtes, Kräutertees und diverse Getränke.

Unter jeder Blutgruppe ist ausreichend viel an Nahrung zu finden, die sehr bekömmlich beziehungsweise neutral und somit nicht schädlich ist. Die wenigen Nahrungsmittel, die zu vermeiden sind, sollte man sich merken und möglichst oft meiden. Meinen Patienten erkläre ich immer, dass gerade bei der Ernährung nichts krampfhaft erfolgen sollte. Nur habe ich es des Öfteren erlebt, dass Patienten sich gerade auf ein Nahrungsmittel ausgerichtet hatten in der Annahme, damit ihrem Körper etwas Gutes zu tun, aber genau das Gegenteil bewirkten. Nach dem Lesen der besagten Liste wäre das natürlich ausgeschlossen.

Der Grund, warum ich gerade bei dem Thema »Übergewicht« auf die blutgruppenspezifische Ernährung näher eingehe, ist einfach: Der sich in Richtung Gesundheit und Harmonie bewegende Körper darf nicht durch ungünstige Stoffwechselvorgänge gebremst werden. Diese ungünstigen Stoffwechselvorgänge entstehen immer dann, wenn der Organismus die zum Verarbeiten von bestimmten Eiweißen, Kohlehydraten und Fetten notwendigen Energien konstitutionell nicht aufbringen kann.

Durch diese vermeidbaren Stoffwechselprobleme wird der Organismus unnötig strapaziert und entfernt sich immer weiter von seinem Idealzustand.

Bei der blutgruppenspezifischen Ernährung unterscheidet man lediglich zwischen den Blutgruppen A, B, AB und 0. Weitere Unterteilungen sind nicht notwendig.

Hier nun die vier Blutgruppen in einem ersten Überblick:

Blutgruppe A

Der Blutgruppe A werden häufig Menschen zugeordnet, die eher friedfertig, sesshaft und kooperativ sind.

Die Stärken dieser Blutgruppe sind die große Anpassungsfähigkeit an Ernährungs- und Umweltveränderungen und die Fähigkeit des Immunsystems, notwendige Nährstoffe besser zu erhalten und zu verstoffwechseln.

Die Schwächen sind ein empfindlicher Verdauungstrakt und die Anfälligkeit für das Eindringen von Mikroorganismen.

Die ideale Ernährung sollte vegetarisch sein und aus Gemüse, Tofu, Meeresfrüchten, Getreide, Bohnen, Hülsenfrüchten und Obst bestehen.

Um Gewicht zu verlieren, sollten folgende Nahrungsmittel gemieden werden: Fleisch, Milchprodukte, Kidneybohnen, Limabohnen, Weizen.

Günstig sind Nussöle, Sojaprodukte, Gemüse und Ananas.

Blutgruppe B

Diese Blutgruppe B besitzen meistens Menschen, die flexibel, kreativ und ausgewogen sind.

Sie erfreuen sich an einem starken Immunsystem und können sich ebenfalls gut Ernährungs- und Umweltveränderungen anpassen. Hinzu kommt ihr gutes Nervensystem.

Bei der Blutgruppe B findet man wenig Schwächen, allenfalls die Neigung zu Autoimmunerkrankungen, die primär durch eine Unausgewogenheit verursacht werden können.

Die Ernährung darf vielseitig sein. Fleisch, außer Hühnerfleisch, Milchprodukte, Getreide, Bohnen, Hülsenfrüchte, Gemüse und Obst werden gut vertragen.

Gemieden werden sollten in diesem Zusammenhang: Mais, Linsen, Erdnüsse, Sesamsamen, Buchweizen und Weizen.

Eine Gewichtsreduktion wird sinnvoll durch folgende Nahrungsmittel unterstützt: Grüngemüse, Eier, Wild und Süßholz.

Blutgruppe AB

Hier findet man häufiger den etwas geheimnisvollen, charismatischen und rätselhaften Menschen.

Seine Stärke ist das tolerante Immunsystem. Außerdem scheint er bestimmt zu sein für die heutigen Lebensbedingungen - vielleicht auch deswegen, weil er die Vorzüge der Blutgruppen A und B verbindet.

Neben dem empfindlichen Verdauungstrakt und der Anfälligkeit bezüglich Mikroorganismen liegen ähnliche Schwächen vor wie bei den beiden oben beschriebenen Blutgruppen.

Was die Ernährung anbelangt, so sollte Mischkost in Maßen genossen werden. Erlaubt sind Fleisch, Meeresfrüchte, Milchprodukte, Tofu, Bohnen, Hülsenfrüchte, Getreide, Gemüse und Obst.

Abträglich sind rotes Fleisch, Kidneybohnen, Limabohnen, Samen, Mais und Buchweizen.

Die Gewichtsreduktion wird durch folgende Nahrungsmittel unterstützt: Tofu, Meeresfrüchte, Milchprodukte, Grüngemüse und Ananas.

Blutgruppe 0

Menschen dieser Blutgruppe sind häufig stark, selbstbewusst und können sich gut durchsetzen.

Sie besitzen einen guten Verdauungstrakt und ein starkes Immunsystem. Alles wird durch einen gut funktionierenden Stoffwechsel ergänzt.

Dagegen können Ernährungs- und Umweltveränderungen nicht so gut kompensiert werden wie bei den anderen Blutgruppen. Das kräftige Immunsystem hat zuweilen die Eigenschaft, über das Ziel hinauszuschießen, und stellt durch diese Hyperaktivität oft die Ursache von Allergien dar.

Die Ernährung kann eiweißreich sein. ›Kann‹, aber sollte es nicht unbedingt sein, weil Eiweiße im Organismus säuern und die oben erwähnten Probleme verursachen können. Dennoch vertragen Menschen mit dieser Blutgruppe Fleisch und Fisch gut – natürlich auch Gemüse und Obst.

Zu meiden sind Weizen, Mais, Kidneybohnen, Linsen, Weiß- und Rotkohl sowie Rosenkohl.

Durch den Verzehr von Meeresfrüchten, Leber, rotem Fleisch, Brokkoli, Spinat und Grünkohl wird das Abnehmen erleichtert.

Wie Sie sicherlich schon bemerkt haben, ist nicht alles, was die jeweiligen Blutgruppen-Typen vertragen, auch wirklich gesund. Es handelt sich bei der Auflistung der für die jeweilige Blutgruppe günstigen Nahrungsmittel lediglich um die Verträglichkeit der einzelnen, in den Nahrungsmitteln enthaltenen Substanzen. So gibt es verschiedene Formen von Stärke, Eiweißen oder Lecithinen, die unterschiedlich gut verstoffwechselt werden können.

Es wird wieder einmal deutlich, dass eine Diätform allein nicht optimal sein kann. Gerade die sinnvolle Beachtung mehrerer Diätformen gleichzeitig schafft die notwendige Synergie!

Nach dem groben Herausfiltern der eher günstigen Nahrungsmittel würde idealerweise die Beachtung der Trennkost folgen, die relativ unkompliziert einzuhalten ist und sogar Spaß macht, wenn man die Gewichtsreduktion bemerkt.

Trennkost

Innerhalb einer Mahlzeit dürfen eiweißreiche und kohlehydratreiche Lebensmittel nicht miteinander gemischt werden, da sie sich beim Verdauungsvorgang gegenseitig blockieren. Der Grund dafür liegt in der unterschiedlichen Form der Vorverdauung von Eiweissen und Kohlehydraten.

Die Eiweiße benötigen für die Vorverdauung saure und die Kohlenhydrate basische Verdauungssäfte. Wie Sie sicherlich noch aus dem Chemieunterricht wissen, neutralisieren sich beide Flüssigkeiten, wenn sie zusammengegossen werden. Sollte dies geschehen, findet keine ausreichende chemische Reaktion und somit auch keine optimale Verdauung statt.

Die Verdauung wird oftmals schon mit dem Blick auf einen gefüllten Teller eingeleitet. Es »läuft einem das Wasser im Munde zusammen«, und der Magen macht sich auch schon akustisch bemerkbar, wenn die entsprechenden Enzyme und die nötige Menge Magensaft gebildet werden, um die Speisen zu empfangen und vorzuverdauen.

Handelt es sich um eine Eiweißnahrung, wird der im Magen aufbereitete Eiweißbrei im anschließenden Zwölffingerdarm entsäuert. Die nun folgende basische bzw. alkalische Eiweißverdauung kann nun ungestört erfolgen und über den Dünndarm resorbiert werden. Der Speichel im Mund dient bei der Eiweißnahrung lediglich zum Verflüssigen und als Gleitmittel.

Bei einer Speise aus Kohlehydraten kommt im Gegensatz zur Eiweißnahrung dem Speichel die Aufgabe der Vorverdauung zu. Das Speichelenzym Ptyalin wird im Mund besonders wirksam, wenn die Speise ausreichend lang gekaut wird. Für diesen nun gut vorverdauten Kohlehydratbrei ist der Magen lediglich eine Durchgangsstation mit geringer Bedeutung. Im Zwölffingerdarm findet dann mit passenden Verdauungssäften die ungestörte Weiterverdauung statt, bis schließlich die Nährstoffe im Dünndarm resorbiert werden.

Halten wir also fest, dass der Mund die Vorverdauungsstation für Kohlehydrate und der Magen die für Eiweiße darstellt. Im Zwölffingerdarm und im Dünndarm findet danach jeweils die eigentliche Verdauung statt.

Bei der so genannten Mischkost fängt das Problem nun schon im Mund an. Da verschiedene Nahrungsgruppen vorliegen, besteht Unklarheit, welcher Speichel nun gebildet werden soll – der für die Kohlehydrat-Vorverdauung oder Speichel mit einer primären Gleit- und Verflüssigungsfunktion?

Da sich nun die beiden Nahrungsgruppen gegenseitig behindern, kann die Vorverdauung im Mund nicht ungestört funktionieren. Das hat zur Folge, dass ungenügend vorverdaute Kohlehydrate zusammen mit Eiweißen in den Magen gelangen, wo sich nun die Magensäfte durch einen viel zu umfangreichen Mischbrei arbeiten müssen, um ihre Zielgruppe, die Eiweiße, »fachgerecht« zu spalten beziehungsweise vorzu-verdauen. Die für die Eiweiße notwendige Durchsäuerung des gesamten Breis dauert jetzt wesentlich länger.

Ein nicht minder großes Problem entsteht nun durch die unnötig lange Verweildauer der Kohlehydrate, für die der Magen lediglich eine Durchgangsstation darstellt. Sie gelangen leicht zu einer ungewollten Gärung, während die Eiweiße zur Fäulnis neigen.

Nachdem mittlerweile endlich der besagte saure Mischbrei den Magen verlassen hat, muss ihn der Zwölffingerdarm neutralisieren. Die im Mund unzulänglich begonnene Kohlehydratverdauung und die verzögerte Eiweißverdauung im Magen stellen verständlicherweise besondere Anforderungen. Auch hier behindern sich die Enzyme für die Eiweißverdauung und die für die Kohlehydratverdauung, was wiederum eine längere Verweildauer des Speisebreis im Darm bedeutet. Durch die vermehrte Fäulnis und Gärung gelangen schließlich die anfallenden Giftstoffe über die Dünndarmwand in die Blut- und Lymphbahnen und belasten unseren Organismus zusätzlich.

Man unterscheidet bei der Trennkost, wie gesagt, Eiweiße und Kohlehydrate. Es gibt aber noch eine dritte Nahrungsgruppe. Bei dieser Gruppe handelt es sich um Lebensmittel, die man »neutral« nennt.

Sehr wichtig ist der Hinweis, dass es sich bei den »Eiweißen« im Zusammenhang mit der Trennkost nicht stets um wirkliche Eiweiße handeln muss, sondern um Produkte, die eine Eiweißverdauung erfordern. Die »neutralen« Lebensmittel können jeweils entweder mit den Lebensmitteln, die eine Eiweißverdauung, oder mit denen, die eine Kohlehydratverdauung erfordern, kombiniert werden.

Die kurze nun folgende Darstellung soll eine erste Übersicht über die drei verschiedenen Nahrungsgruppen liefern:

Lebensmittel, die eine Eiweißverdauung erfordern

Fisch, auch Räucherfisch – Fleisch – Eier – Käse – Milch

Soja – Obst, auch getrocknete Früchte

zuckerfreier Obstsaft - Wein - Sekt - Früchtetee - Apfel- u. Birnendicksaft

Essig - Senf - gekochte Tomaten

Neutrale - kombinierbare Lebensmittel

Quark - Jogurt - Dickmilch - Kefir - süße Sahne

Frischkäse - Schafskäse - frischer Ziegenkäse - Mozzarella - Tofu

Schnittkäse mit über 60% Fett

Butter - Öl - Schmalz - Margarine - Speck - Eigelb

Salate - Gemüse - Pilze - rohe Tomaten - milchgesäuertes Gemüse

Avocado - Oliven - Leinsamen - Sesam - Kürbis - Nüsse, außer Erdnüsse

roher Fisch - rohes Fleisch

Kaffe - Tee

Gewürze - Soja - Rosinen

Johannisbrotkernmehl - Sprossen - Keime - Kleie - Gelatine

Lebensmittel, die eine Fettverdauung erfordern

Zucker – Getreide – Getreidemalz – Brot und Brötchen – Kuchen

Kartoffeln – Reis – Nudeln

Bananen – Datteln – Feigen

Schwarzwurzeln – Grünkohl

Zuckerrüben- u. Ahornsirup – Bananensaft

Bier

Die Einhaltung der Trennkost lohnt sich! Ich habe die Erfahrung selber gemacht. Durch die weniger anfallenden Fäulnis- und Gärungsgifte ist der Körper leistungsfähiger und ermüdet nicht so schnell. Außerdem funktioniert die Verdauung spürbar besser.

In der Praxis habe ich jedoch immer wieder bemerkt, dass zwar jede Ernährungsrichtlinie etwas Positives hat, jedoch in den wenigsten Fällen allein zu befriedigenden Ergebnissen in der Gewichtsreduktion führt. Es sollte neben der blutgruppenspezifischen Ernährung und der Trennkost auch auf die Zuführung basenreicher beziehungsweise basenbildender Nahrung großen Wert gelegt werden.

Basenreiches Essen

Von Vorteil wäre, eher eine basenreiche als eine saure oder säurebildende Nahrung zu wählen. Warum das so wichtig ist, verrate ich Ihnen nach einem kleinen Exkurs in die Welt des so genannten pH-Wertes:

Unser Blut sollte stets einen relativ konstanten pH-Wert aufweisen. Der pH-Wert zeigt die saure, neutrale oder alkalische Reaktion einer Lösung an – in unserem Fall die des Blutes und des Urins.

In unserem Körper wird der pH-Wert über ein Puffersystem und über die Ausscheidung von sauren Stoffen über Lunge, Darm und Nieren reguliert. Relativ leicht und unkompliziert gibt der pH-Wert des Urins Aufschluss darüber, ob im Körper eine Übersäuerung vorliegt oder nicht.

Dazu muss ein Tagesprofil erstellt werden, indem man alle drei Stunden den pH-Wert des Urins mittels eines Indikatorpapiers misst. Dieses Papier mit einer kleinen Tabelle ist in allen Apotheken sehr preiswert zu erhalten.

Meistens liegt der pH-Wert nach den Mahlzeiten, insbesondere nach dem Genuss von Gemüse und Obst, über pH 7 (leicht basisch) und im nüchternen Zustand und nach reichlichem Fleischgenuss unter pH 7 (sauer).

Wenn Sie einmal ein Tagesprofil erstellen möchten, sollten Sie sich so ernähren, wie Sie es immer tun. Eine vorübergehende Diät würde die pH-Werte verfälschen.

Als Richtlinie dienen folgende Werte:

Gemessen werden sollte

- vor dem Frühstück um ca. 7:00 h ein pH-Wert von 5,5 – 7;
- um 10:00 h ein pH-Wert von 7 – 8;
- um 13:00 h vor dem Mittagessen ein pH-Wert von 5 – 6;
- um 16:00 h ein pH-Wert von 8 – 9;
- um 19:00 h vor dem Abendessen ein pH-Wert von 6 – 7;
- und schließlich um 22:00 h ein pH-Wert von 7,5 – 8,5.

Sollte der pH-Wert ständig unter 7 liegen, so kann davon ausgegangen werden, dass das Gewebe übersäuert ist.

Warum basische Nahrung?

Die Antwort ist kurz und einfach: Ein saures Körpermilieu blockiert die Selbstheilungskräfte und verursacht chronische Krankheiten. Es ist nachgewiesen, dass durch eine Veränderung des Säure-Basen-Gleichgewichts in Richtung Übersäuerung Stoffwechselstörungen entstehen können. Da unser Körper stets bemüht ist, seine Funktionen aufrecht zu halten, werden die Stoffwechselschlacken und Gifte, die nicht ausgeschieden werden, im Gewebe deponiert.

Die besagten Stoffwechselschlacken und Gifte können deswegen nicht mehr so gut ausgeschieden werden, weil durch eine Übersäuerung das Gewebe der Organe in eine so genannte Regulationsstarre verfällt. Das bedeutet, dass besonders die an der Körperentgiftung beteiligten Organe ihre Arbeit nicht mehr optimal erfüllen und somit die langsame »Verschmutzung« des Bindegewebes nicht verhindern können.

Auch die roten Blutkörperchen weisen bei einer Übersäuerung einen Beweglichkeitsverlust auf. Diese Starre der Blutkörperchen verhindert, dass sie sich durch die engen Blutkapillaren zwängen mit der Folge, dass das Gewebe mit Sauerstoff unterversorgt wird. Wie beim Herzinfarkt ganz deutlich wird, ist ein mit Sauerstoff unterversorgtes Gewebe nicht mehr funktionstüchtig. Auch wenn es, wie beim Herzinfarkt, hier nicht zum Untergang von Gewebe kommt, so liegt doch häufig eine deutliche Funktionseinschränkung vor.

Sind die Organe in ihrer Funktion eingeschränkt, kommt es unweigerlich zur weiteren Anhäufung von Schlackenstoffen und Giften. Neben der Tatsache, dass dadurch die so genannten »Alterskrankheiten« entstehen - die natürlich nichts mit dem eigentlichen Alter zu tun haben, sondern nur das Ergebnis einer jahrzehntelangen bewussten oder unbewussten Missachtung der Körpervorgänge sind - versucht der Körper, sich auch noch in diesem beklagenswerten Zustand zu helfen.

Um nicht an den besagten Stoffen zu Grunde zu gehen, versucht er die Stoffe zu verdünnen – mit Wasser! Der Körper lagert Wasser ein, um die Situation zu mildern. Auf der gewöhnlichen Waage ist nicht zu erkennen, inwieweit sich das Übergewicht von Fett oder von Wasser herleiten lässt. Seit längerer Zeit gibt es aber in den medizinischen Warenhäusern relativ leicht zu bedienende Waagen, die Körperfettmessungen vornehmen, wie oben schon erwähnt.

Es liegt auf der Hand, dass man der basenreichen Nahrung so oft es geht, den Vorzug einräumt.

Man unterscheidet in diesem Zusammenhang vier verschiedene Nahrungsbereiche, denen jeweils verschiedene Nahrungsmittel, ohne Anspruch auf Vollständigkeit, zugeordnet sind.

Basenspender

Milch – Rahm – Sahne

Kartoffeln – Blattgemüse – Wurzelgemüse – Gemüsefrüchte

Gemüsesuppen

Nahrungsmittel im Säure-Basen-Gleichgewicht

Wasser

naturbelassene, kalt geschlagene Fette und Öle – Butter

Hirse – frische Nüsse – Mandeln

Säurespender oder Säurebildner

Fleisch – Fleischerzeugnisse – Fisch

Käse – Quark – Eier – Eierspeisen

Hülsenfrüchte - Spargel - Rosenkohl - Erdnüsse

Senf - Essig

Alkohol - Bohnenkaffee - stark kohlensäurehaltige Getränke

Säureerzeuger bzw. Säureförderer durch Basenentzug

Zucker - Süßigkeiten - Speiseeis - Weißmehlprodukte

gehärtete und raffinierte Fette und Öle - Konsummargarine - billige Salatöle

polierter Reis

Bohnenkaffee - Limonaden - Alkohol - Früchtetee - Fruchtsäfte

Konservenkost - saures und unreifes Obst

Yang-Betonung

Sicher hat jeder Leser schon einmal von den beiden Prinzipien »Yin« und »Yang« gehört. Die Zuordnung zu Yin und Yang ist von großer Bedeutung, wenn es darum geht, die übermäßige Freude am Essen auf natürliche Weise zu bremsen.

Yin steht unter anderem für: weiblich, Ruhe, Kälte, Materie, Feuchtigkeit.

Yang verkörpert das Gegenteil: männlich, Bewegung, Wärme, Energie, Trockenheit.

Erfahrungen zeigen, dass besonders die »Yin-betonten« Nahrungsmittel eher die übermäßige Freude am Essen fördern. Bei den »Yang-betonten« Nahrungsmitteln wird eher die Sättigungsgrenze erreicht. Auch wird die Gier nach immer mehr gebremst.

Wichtig ist aber auch der Ausgleich beider Prinzipien. Da wir in den nördlichen Regionen eher mit Kälte und Feuchtigkeit zu tun haben und somit das Yin-Prinzip überwiegt, sollte die Nahrung mehr Yang-Anteile aufweisen.

Es würde den Rahmen beziehungsweise den Bucheinband sprengen, würde ich jetzt alle Nahrungsmittel in Yin und Yang einteilen. Nur die wichtigsten Yin-betonten, die häufig verwendet werden, möchte ich Ihnen verraten: Gurken, Kartoffeln, Mais, Tomaten, Bananen, Melonen, Weintrauben, Honig, Sirup, Zucker, Bier, Kaffee, Wein, Schweinefleisch, tierische Fette, Jogurt, Milch.

Falls diese Nahrungsmittel zwar mit Ihrer Blutgruppe harmonieren, wäre dennoch im Zuge der gewünschten Gewichtsreduktion von einem diesbezüglichen mono-diätischen Verbrauch dringend abzusehen.

Essen gemäß der Jahreszeit

Hier streifen wir wieder das Thema der »Yang-betonten Ernährung«. Wie Sie wissen, schafft Yang-betonte Ernährung innere Wärme. Da besonders in Nordeuropa die Jahreszeiten sehr unterschiedlich sind, benötigen wir dementsprechend auch saisonal unterschiedliche Nahrung, um die Defizite auszugleichen. Ein im Sommer die Körpersäfte erhitzendes Mahl lehnen die meisten wahrscheinlich schon intuitiv ab – andersherum natürlich genauso.

Auch wenn heute fast jedes Obst und jedes Gemüse zu jeder Zeit zu kaufen ist, sollte man möglichst nur das essen, was zur jeweiligen Zeit wächst und geerntet wird, beziehungsweise ohne Chemie und aufwändige Technik zu lagern ist.

Verstoßen wir gegen diese naturgegebenen Prinzipien, werden wir nicht sofort ein Problem haben. Jedoch würde dieses Verhalten den rhythmischen Prozessen der Natur zuwider laufen. Da wir nun schon übermäßig durch Stress, schlechte Nahrung, Elektrosmog, Umweltgifte usw. belastet sind, sollten wir zumindest dort Vernunft walten lassen, wo wir es selbst in der Hand haben. Tun wir dies nicht, benötigen wir zusätzliche Kräfte, um diese Unordnung zu kompensieren. Diese Kräfte werden uns womöglich dort abgezogen, wo sie gerade am dringendsten erforderlich sind.

Verzichten Sie daher bewusst auf »Spargel zur Weihnachtszeit« und »Grünkohl zur Sommerzeit«, wenn es Ihnen Ihre Intuition nicht schon mitteilt.

Essen aus Ihrem Lande

Gleiches gilt selbstverständlich auch für die Nahrung und die Gegend, in der Sie leben. Selbst wenn die Vielfalt in unseren Lebensmittelgeschäften optisch verlockend ist, so fördert sie ungewollt eine Unordnung in den natürlichen Prozessen.

Im Winter wachsen eben nun einmal keine Orangen in Deutschland – in anderen Ländern natürlich auch nicht, aber im Winter werden sie angeboten. Gleiches gilt für alle exotischen Früchte und Gemüse. Auch hier gilt, dass alles, was nicht mit unserem persönlichen Schwingungsfeld in Einklang steht, wertvolle Kraft kostet!

Alles unterliegt einer gewissen Schwingung. Genauso wie wir ein eigenes persönliches Schwingungsmuster aufweisen, haben unsere Umgebung, die Nahrung und auch unsere Gedanken ein ganz spezielles Muster beziehungsweise eine Frequenz. Unsere eigene Frequenz sollte tunlichst mit den Frequenzen unserer Umgebung in Resonanz stehen, also mit ihr harmonieren. Ist dies nicht der Fall, werden wir, bildlich gesprochen, »gegen den Strich gebürstet«, was uns auf irgendeiner Ebene Unbehagen verschafft.

Die mittlerweile bekannte Bio-Resonanztherapie arbeitet mit diesen Naturgesetzen schon lange Zeit sehr erfolgreich.

Je weniger wir Energien aufwenden müssen, um Ungereimtheiten zu kompensieren, je eher kommen wir in die gewünschte harmonische Verfassung von Geist und Körper und somit zu einem idealen Gewicht.

Kapitel VIII

Grundsätzliches

Du bist, was du isst! Diesen Ausspruch kennen Sie vermutlich. Er soll ein zarter Hinweis sein,. warum ich mich bei dem Thema Übergewicht so intensiv mit der Ernährung befasse.

Die nachfolgenden Bemerkungen haben nämlich, sofern sie in die Ernährungsplanung mit einbezogen werden, unmittelbar mit Ihrer Körperlichkeit zu tun!

Grundsätzlich sollte auf industriell »aufbereitete« Nahrungsmittel verzichtet werden. Die Fertigprodukte oder vorgefertigten Produkte sind meistens »geschönt«. Neben der Haltbarkeit dieser Produkte müssen Form, Farbe und Geschmack vom Hersteller so bearbeitet sein, dass sie auf den ersten Blick im Supermarkt unser Auge erfreuen. Selbst beim Verzehr wird man wenig Unannehmliches verspüren, sofern man an diese Nahrung gewöhnt ist beziehungsweise durch die Industrie jahrelang darauf trainiert wurde.

Meinen Patienten empfehle ich daher immer, Lebensmittel im Urzustand zu kaufen, also *Lebens*mittel und keine Nahrungsmittel. Nahrungsmittel liefern häufig nur den gewünschten Dehnungsreiz im Verdauungssystem und gaukeln uns ein Sättigungsgefühl vor. Selbstverständlich nehmen wir grobstoffliche Substanz zu uns, aber der Bereich Vitamine, Spurenelemente und Mineralien bleibt häufig unbeachtet.

Wir dürfen nicht vergessen, dass durch die rapide Zunahme der Umweltverschmutzung, der schädlichen elektromagnetischen Strahlungen der Handys mit den entsprechenden Sendemasten und den Stress im Arbeitsleben ein erhöhter Bedarf an Vitaminen und Spurenelementen entsteht. Wie soll ein mit diesen Stoffen unterernährter Organismus diesen an ihn gerichteten Anforderungen entsprechen, ohne krank zu werden?

Es liegen somit gleichzeitig zwei Probleme vor, nämlich erhöhte Anforderungen und verminderte Energiezufuhr.

Aber selbst viele unbehandelte Lebensmittel wie Obst und Gemüse sind heute leider keine Garantie mehr für ausreichende Zufuhr von Vitalstoffen. Da die Böden häufig ausgelaugt und überdüngt sind, bietet man seinem Körper allenfalls ein Überangebot an schädlichem Nitrit und Nitrat – mit einer Ausnahme...

Gute Nahrungsmittel sind Lebensmittel!

Obst und Gemüse, aber auch andere Lebensmittel, sollten möglichst aus biologisch-dynamischem Anbau kommen! Typisch für den biologisch-dynamischen Anbau ist der Einsatz spezieller Präparate aus Heilkräutern, Mineralien und Kuhdung.

Diese Produkte zur Ertragssicherung werden auf den Höfen meist selber hergestellt und fein dosiert eingesetzt, denn sie wirken nicht durch die Menge, sondern durch die feinstoffliche Information - vergleichbar mit den Prinzipien der klassischen Homöopathie. Dadurch kann die Fruchtbarkeit des Bodens erheblich gesteigert werden, was sich durch höhere Aktivität der Bodenlebewesen, den höchsten Gehalt an Biomasse und an der ausgeprägten Verwurzelung der Pflanzen darstellen lässt. Biologisch-dynamische Wiesen sind besonders kräuterreich, ergeben also vielseitiges, gesundes Futter für die Tiere, die dadurch beste Milch- und Fleischergebnisse erzielen können.

Mit Lebensmitteln aus biologisch-dynamischem Anbau hat man das Möglichste für eine gesunde Ernährung getan.

Dinkel

Von allen Getreideprodukten sollten Sie stets dem Dinkel den Vorzug geben, denn das Dinkelkorn ist das »menschenfreundlichste Nahrungsmittel«, sagte Hildegard v. Bingen, die bekannte Äbtissin (1098 – 1179).

In einem ihrer großen Werke, der ›Physika‹, heißt es zu diesem Thema:

Dinkel ist das beste Getreidekorn, es wirkt wärmend und fettend, ist hochwertig und gelinder als alle anderen Getreidekörner. Wer Dinkel isst, bildet gutes Fleisch. Dinkel führt zu rechtem Blut, gibt ein aufgelockertes Gemüt und die Gabe des Frohsinns. Wie immer zubereitet Sie Dinkel essen – so oder so – als Brot oder als eine andere Speise gekocht, Dinkel ist mit einem Wort gut und leicht verdaulich.

Die wärmende Wirkung im gesamten Körper ist wörtlich zu nehmen. Ähnlich, nur nicht so deutlich wie nach einer Kalziuminjektion, wird der Körper mit einem wohligen Wärmegefühl durchströmt. Dieses angenehme Gefühl geht vom Magen und Darm aus, da dieses Getreide dort so gut aufgenommen wird. Eine Schocksituation auf den Magen würde bekanntlich das Gegenteil auslösen. Die gesteigerte Durchblutung und das dadurch entstehende Wärmegefühl sind Basis für jede Heil- und Regenerationswirkung.

Mit »fettend« ist die Verbesserung des Nervenstoffwechsels gemeint. Dinkelprodukte bewirken eine deutliche Zunahme an Leistungsfähigkeit und Konzentrationskraft. Dieses Getreide aktiviert durch seinen hohen Anteil an ungesättigten Fettsäuren insbesondere die für die Nervenzellen notwendigen Lipoide. Die so gebildeten Fette überwinden offenbar die Bluthirnschranke, was dem Nerven- und Hormonsystem zugute kommt und somit auch eine Gewichtsreduktion sinnvoll unterstützt.

Besonders bei depressiven Menschen wird durch den Genuss von Dinkel eine ausgeglichene und aufgehellte Stimmungslage erreicht. Die »Gabe des Frohsinns« wird nicht nur durch die ausreichende Sättigung mit Vitamin B, sondern auch durch den hohen Anteil von L-Tryptophan im Dinkel erreicht. L-Tryptophan bildet nämlich den Ausgangsstoff für das Stimmungshormon und den Neurotransmitter Serotonin.

Besonders wichtig ist eine geregelte und gute Verdauung bei der angestrebten Gewichtsreduktion. Neben dem positiven Effekt, dass man nach einer Dinkelmahlzeit längere Zeit gesättigt ist und keine Müdigkeit verspürt, wird durch die feinen Ballaststoffe des Dinkels der Stuhlgang spürbar verbessert.

Das Getreide sollte gut durchgemahlen werden! Grobe Körner und Spelzen wurden irrtümlich als gesund betrachtet, weil man durch sie die Darmperistaltik zu erhöhen hoffte. Was garantiert eintrat, war eine malträtierte Darmschleimhaut mit zahlreichen Mikroläsionen und kleinen dauerhaften Entzündungen, aus denen schlimmstenfalls auch etwas anderes entstehen kann.

Es gäbe noch sehr viel über dieses wunderbare Getreide zu berichten - entscheidend ist jedoch, dass es jedem gut tut und man es fest in seine tägliche Ernährung integrieren kann. Neben Brot, Nudeln, Brei und Suppen kann Dinkel auch wie Reis gekocht und verarbeitet werden. Probieren Sie es einfach aus!

Fleisch oder nicht Fleisch?

Diese Frage sollte jeder für sich persönlich entscheiden nach dem Motto: »Jeder wie ihm schön«. Nach der oben aufgeführten Blutgruppendiät liegt schon einmal eine erste Entscheidungshilfe vor. Die zweite folgt dann unter dem Thema »Basenreiches Essen«, wenn es um die Säureentwicklung nach dem Genuss von tierischem Eiweiß geht. Weitere Entscheidungshilfen versuche ich Ihnen nun zu liefern:

Generell sollte man den Fleischkonsum auf ein subjektiv erträgliches Maß reduzieren und, unter Berücksichtigung der jeweiligen Blutgruppe natürlich, möglichst nur helles Geflügel und Fisch verwenden. Leider wird besonders Geflügel mit Hormonen behandelt, um das Fleisch zarter werden zu lassen, denn heute ist ja interessanterweise die Zartheit des Fleisches wichtiger als sein Geschmack...

Fisch sollte nicht aus Fischfarmen stammen, da dort jede Menge Chemiefutter verbraucht wird, um Krankheiten zu verhindern. Häufig kommen Süßwasserfische und Lachse aus solchen Farmen.

Ernährt man sich eine längere Zeit vegetarisch, fühlt man sich innerlich sauberer und ist leistungsfähiger. Dies trägt erheblich zum erstrebten Wohlgefühl bei und unterstützt somit auch die geplante Gewichtsreduktion.

Ist Rohkost sinnvoll?

Lange wurde propagiert, möglichst viel Rohes zu essen. Parolen wie: »Willst du gesund werden, vergiss den Kochtopf«, werden mittlerweile immer häufiger in Frage gestellt.

Richtig ist, dass durch das Kochen viele hitzeinstabile Vitamine und Enzyme geschädigt werden. Mineralien sind dagegen stabil. Bei einem schonenden Dämpfen bleiben jedoch mehr Vitamine erhalten als beim Kochen in Wasser. In einem Dampfdrucktopf werden wiederum zu hohe Temperaturen erreicht, die auch eine Verminderung von Vitalstoffen verursachen können. Am besten sind Dampftöpfe, aus denen der Dampf ohne Notventil entweichen kann.

Bei dem Verzehr von Rohkost wird unnötig das Verdauungssystem beansprucht, ja sogar oftmals überfordert, was sich später primär durch übermäßige Gasbildung zeigt. Neben dem üblen Dehnungsreiz geblähter Darmschlingen müssen die anfallenden Gase, die häufig durch Gärung entstehen, über die Darmwand ins Blut befördert und später abgeatmet werden. Vorher jedoch belasten sie über ihre Lösung im Blut die Leber. Durch die Gärung entstehen nämlich Alkohole, denen die Leber mit ihrer Entgiftungsfunktion ausgesetzt ist.

Alkoholiker haben es bei Entziehungskuren daher besonders schwer, wenn sie ihren Alkohol persönlich »herstellen«! Ich habe Rohköstler mit Anzeichen von Alkoholkranken in meiner Praxis kennen gelernt und mit Erfolg aufgeklärt.

Gerade der abendliche Genuss einer rohen Möhre vor dem Fernseher schadet mehr, als dass er nutzt. Streng genommen sollte man mit dem Verzehr von Rohkost um spätestens fünf Uhr nachmittags aufhören, da ab diesem Zeitpunkt das Verdauungssystem nicht mehr so effizient arbeitet wie zuvor. Gerade nach abendlichem Rohkostgenuss ist ein morgendlicher »Schwellschädel« recht wahrscheinlich, wenn die schlecht verdaute Rohkost im warmen Milieu des Darmes stundenlang vor sich hingast.

Schon Hildegard von Bingen riet in ihrer bildhaften Sprache, auf Rohkost zu verzichten. In einem ihrer Werke, »Causae et Curae« (Die Ursachen der Krankheiten und ihre Behandlung), heißt es:

»Wenn aber die Menschen zuweilen übermäßig viele Speisen gegessen haben, die entweder zu roh und ungekocht oder halbgar und insbesondere außergewöhnlich fett und schwer, aber auch saftlos und trocken waren, dann können manchmal das Herz, die Leber und die Lunge und die anderen Wärmespeicher, die im Menschen sind, dem Magen nicht mit so viel und so starker Wärme beispringen, dass diese Speisen gargekocht werden.

Daher gerinnen sie im Magen, verhärten sich und werden schimmelig, sodass sie den Magen bisweilen etwas grün oder blaugrün oder auch bleifarbig machen oder mit viel Schleim belasten, sodass sie schlechte Säfte und schädliche, übelriechende Darmgase, wie ein faulender Düngerhaufen, durch den ganzen Körper aussenden.«

Halten wir fest, dass Rohkostgemüse eher zu meiden als zu lieben ist.

Das »Speise«-Salz

Auch hier hat es sich mittlerweile herumgesprochen, dass unser Haushaltssalz schädlich ist, ja sogar ein Zellgift darstellt, das die notwendige Zellflüssigkeit diminuiert und im Gewebe die Ansammlung von Wasser bewirkt. Der Körper versucht wieder einmal, durch diese Verdünnung die Giftigkeit, diesmal vom Salz, zu minimieren.

Steinsalz, Kristallsalz und Meersalz besitzen alle 84 Elemente, die unser Körper auch besitzt. Im Kochsalz befinden sich dagegen nur die beiden Elemente Natrium und Chlorid. Beide Elemente sind aggressive Zellgifte. Der Organismus benötigt daher dringend die anderen 82 Elemente, nicht zuletzt, um das Natrium und Chlorid ohne Schaden für den Organismus nutzbar machen zu können.

Unser Haushaltssalz oder auch Kochsalz ist ein Kunstprodukt, das in der Natur nicht vorkommt. Würde man dem Wild im Wald unser Haushaltssalz und nicht das Steinsalz als so genannte »Salzlecke« zur Verfügung stellen, müsste es elendig zu Grunde gehen. Um die Schädlichkeit zu »optimieren«, fügt man dem Natriumchlorid auch noch synthetisches Jod zu und erhöht damit das Herzinfarktrisiko.

Verwenden Sie das Speisesalz als Streusalz und steigen Sie am besten auf Kristallsalz (geologisch auch Halit genannt) aus dem Himalaya oder anderen Bergregionen um. Auch wenn im Meersalz alle 84 Elemente enthalten sind, so ist man sich in der heutigen Zeit über den Reinheitsgrad der »Müllkippe Weltmeere« nicht mehr so sicher. Im Bergstollen gibt es dagegen keine Verschmutzung. Kristallsalz ist wiederum dem Steinsalz wegen seiner höheren kristallinen Qualität vorzuziehen.

Als Überblick und Repetitorium soll der nun folgende Ernährungsfilter dienen.

Ernährungsfilter

Studieren Sie einen Ernährungsvorschlag zwecks Gewichtreduktion nach dem andern, von oben nach unten, und legen Sie bei jedem Filter die für Sie passende Nahrung fest!

Blutgruppen-spezifische Ernährung

Jede Blutgruppenzugehörigkeit beinhaltet für den Menschen ein breites Spektrum verträglicher und unverträglicher Nahrung.

Trennkost

Innerhalb einer Mahlzeit dürfen eiweißreiche und kohlehydratreiche Lebensmittel nicht miteinander gemischt werden, da sie sich beim Verdauungsvorgang gegenseitig blockieren.

Basenreiche Nahrung

Eher basenreiche als saure oder säurebildende Nahrung wählen.
Ein saures Körpermilieu blockiert die Selbstheilungskräfte und verursacht chronische Krankheiten.

Jahreszeit / Region

Grundsätzlich sollte der Jahreszeit und der Region entsprechend die Nahrung (Obst und Gemüse) ausgesucht werden. Alles andere steht nicht mit dem persönlichen Schwingungsfeld in Einklang und kostet wertvolle Kraft.

Grundsätzliches

Grundsätzlich sollte auf industriell »aufbereitete« Nahrungsmittel verzichtet werden;
wenn Fleisch, möglichst nur helles Geflügel und Fisch;

bei Getreideprodukten dem Dinkel den Vorzug geben; wenig oder keine Rohkost zu sich nehmen. Durch Rohkost wird unnötig das Verdauungssystem überfordert, was wiederum Kraft kostet. Nicht Speisesalz, sondern Kristall- oder Steinsalz verwenden.

Kapitel IX

Zusätzliche Unterstützung

Wie vielleicht von einigen schon befürchtet, komme ich kurz auf die Notwendigkeit der körperlichen Bewegung zu sprechen.

Wenn es um das Einschmelzen von Körperfett geht, so hat man den größten Erfolg bei der Durchführung von länger dauernder Körperaktivität mittlerer Intensität, wie z. B. dem schnellen Gehen an frischer Luft. Bei großen und kurzen Hochleistungsaktivitäten greift der Körper lediglich die schnell verfügbaren Kohlehydrate an und geht nicht an die Fettdepots.

Bei der länger dauernden körperlichen Aktivität bleibt der so genannte Ruheumsatz auch noch Stunden danach erhöht und schmilzt Körperfett ein. Unter Ruheumsatz oder Grundumsatz versteht man die Energieproduktion, die zur Erhaltung der Organfunktionen notwendig ist.

Bei entsprechender Körperaktivität wird zusätzlich das Hormon Glukagon freigesetzt. Durch dieses Hormon werden die Fettdepots »entleert«. Gleichzeitig ist Glukagon somit ein Gegenspieler des »Speicher-Hormons« Insulin.

Neben dem Energieverbrauch hat körperliche Bewegung somit auch eine Bedeutung für den Stoffwechsel und hilft ein zweites Mal bei der Gewichtsreduktion.

Körperliche Aktivität	Energieverbrauch in kcal pro Minute
Schnelles Gehen	115
Radfahren (16 km/h)	240
Gartenarbeit (Graben)	250
Hausarbeit (Betten machen etc.)	150
Golf spielen	150
Bowling	100
Tanzen	100
Jogging	300
Bergsteigen	500
Dauerlauf	400
Skilanglauf	450
Sportschwimmen	350
Holzsägen	400
Treppensteigen (mit Last)	540

Natürlich kann man zusätzlich auch ein wenig mit naturheilkundlichen Präparaten »tricksen«. Es gibt Präparate, die den Wirkstoff Madar enthalten. Madar wird aus der Wurzelrinde einer tropischen Pflanze mit dem botanischen Namen »Calotropis gigantea« gewonnen. Es handelt sich hierbei um einen bis zu 3 Meter hohen baumartigen Strauch, der vor allem in Ost- und Hinterindien, im Malaiischen Archipel und im südlichen China verbreitet ist. Der Wirkstoff muss kurweise verwendet werden. Erfreulich ist, dass auch nach langer Anwendung kein Gewöhnungseffekt auftritt. Madar bremst die Freude an übermäßigem Essen.

Neben dem Gedanken, seine Disziplin naturheilkundlich zu unterstützen, sollte auf alle Fälle regelmäßig 1-2 mal im Jahr der Organismus entgiftet werden. Eine sinnvolle Entgiftung erfolgt prinzipiell über die Leber, das Lymphsystem und die Niere.

Da der Körper etwas verlieren soll, ist es sehr zweckmäßig, mit der Entgiftungskur bei abnehmendem Mond zu beginnen. In dieser Zeit verläuft die Kur aus Erfahrung wesentlich effizienter.

Die Anregung der Entgiftungsfunktion der Leber und die Stärkung des Lymphsystems sollte mit pflanzlichen beziehungsweise homöopathischen Präparaten erfolgen. Die Nieren können mit entsprechenden Tees zu einer vermehrten und leichteren Ausscheidung angeregt werden. Da gerade aus dem Bindegewebe viele Schlackenstoffe gelöst werden, sollten die Nieren dieser Flut gestärkt entgegentreten. Durch die Aktivierung des Lymphystems wird gleichzeitig eingelagertes Wasser zur Ausscheidung gebracht, was sich dann meistens durch eine Gewichtsreduktion zeigt.

Da die Homöopathie eine regulierende Funktion verspricht, kann von einer länger anhaltenden Wirkung ausgegangen werden. Neben der Unterstützung bei der Gewichtsreduktion tun Sie Ihrem Körper mit einer derartigen Kur etwas wirklich Gutes! Daher ist es ratsam, auch nach Gewichtsverlust seinen Körper regelmäßig zu entgiften – gerade in der heutigen Zeit!

Schlussgedanke

Sie haben nun eine Menge Stoff bewältigt – hoffentlich ohne Ermüdungserscheinungen!

Zusammenfassend halten wir Folgendes fest:

Es existieren zwei Hauptsäulen, auf denen Ihr Erfolg ruht. Einmal ist es Ihre geistige Ausrichtung und zum anderen die passende Ernährung - eigentlich ganz einfach!

Bildlich gesprochen, was nützt es, wenn man sein Auto zwar voll tankt, aber vor dem Fahren nicht die Handbremse löst, oder gute Saat ausbringt, aber nicht für eine ausreichende Bewässerung sorgt?

Ich möchte damit deutlich machen, dass bei jedem Ziel, das man erreichen möchte, mehrere Faktoren gleichzeitig notwendig werden.

So bringt es gerade bei der Ernährung wesentlich mehr Erfolg, wenn nicht nur die blutgruppenspezifische Ernährung beachtet wird, sondern gleichzeitig auch die Trennkost. Beide Richtlinien wiederum nützen wenig, wenn die geistige Ausrichtung nicht in Harmonie ist und ein übersteigertes persönliches Schutzbedürfnis empfunden und gelebt wird.

Genauso, wie ein Orchester oder ein Mosaik komplett sein sollte, um die gewünschte Wirkung zu entfalten, muss auch eine ganzheitlich betrachtete und ausgeführte Gewichtsreduktion alle wesentlichen Faktoren beinhalten.

Alles von Anfang an zu beherzigen, wäre in den meisten Fällen eine Überforderung und würde somit eine deutliche Motivationsbremse darstellen.

Versuchen Sie vielmehr langsam Schritt für Schritt vorzugehen. Meinen Patienten rate ich, immer mit dem zu beginnen, was am leichtesten für sie persönlich zu erreichen ist. Hat man es fest in sein Leben eingebaut, erlebt man das erste Erfolgserlebnis. Solche Erlebnisse motivieren bekanntlich am meisten. Vergessen Sie nicht, dass Motivation Ihre stärkste »Triebfeder« bedeutet. Aus Angst und Verzweiflung abnehmen zu wollen, lähmt die Lebensfreude und verursacht womöglich weitere gesundheitliche Störungen.

Vielleicht fangen Sie mit der blutgruppenspezifischen Ernährung und der Trennkost an. Sie werden mit Sicherheit in recht kurzer Zeit ein besseres Körpergefühl bekommen. Lassen Sie den »stündlichen« Blick auf die Waage und genießen Sie erst einmal Ihre neue Essgewohnheit.

Dabei sollte auch hier nicht militant und fanatisch vorgegangen werden! Wenn es Sie nun einmal sehr intensiv nach einer bestimmten, für Sie aber ungünstigen Speise gelüstet, genießen Sie diese, ohne nachträgliche Schuldgefühle zu entwickeln. Sie haben die Regeln vorher nicht respektiert und sind auch am Leben geblieben. Halten Sie sich nur stets vor Augen, dass jedes vernunftbegabte Essverhalten Sie näher zu dem gewünschten Erfolg bringt - bilanzieren müssen Sie persönlich.

Überlegen Sie einfach, wie hoch der Leidensdruck des langfristigen Übergewichts im Vergleich zu dem Leidensdruck eines kurzen Genussverzichts ist - mit Unterscheidungsvermögen abwägen ist hier die Devise. Außerdem haben Sie eine kostenlose Möglichkeit, Ihre Disziplin zu schulen.

Stellt sich ein besseres Körpergefühl ein, kann man sich auch im Spiegel wieder bewusst anlächeln. Machen Sie einmal den Versuch und schauen sich liebevoll, wohlwollend und lächelnd 5 Minuten an. Schauen Sie, was passiert, und gehen einmal in Ihre Empfindungen hinein – was sehen Sie da? Ist es etwas Schönes oder etwas Beklemmendes – fließt alles oder geraten Sie in eine stockende Verlegenheit? Man kann das freudvolle Hineinschauen in den Spiegel lernen. Gelingt es einem, sich positiv zu betrachten, werden auch bald die Knoten in der Außenwelt gelöst.

Hier kommen wir wieder zu dem Resonanzprinzip. Das, was ein Mensch ausstrahlt, strahlt auf ihn zurück, beziehungsweise zieht er an.

Mit dem besseren Körpergefühl werden Sie auch noch selbstbewusster und können immer öfter Ihre »Ritterrüstung« zu Hause lassen.

Ich wünsche Ihnen nun von ganzem Herzen viel Freude und Erfolg für Ihr Vorhaben! Es wird, wie bei zahllosen anderen Menschen, auch bei Ihnen funktionieren!

Adressen

www.naturheilpraxis-voges.de

www.gesundes-unternehmen.de

www.vitabalis.de.

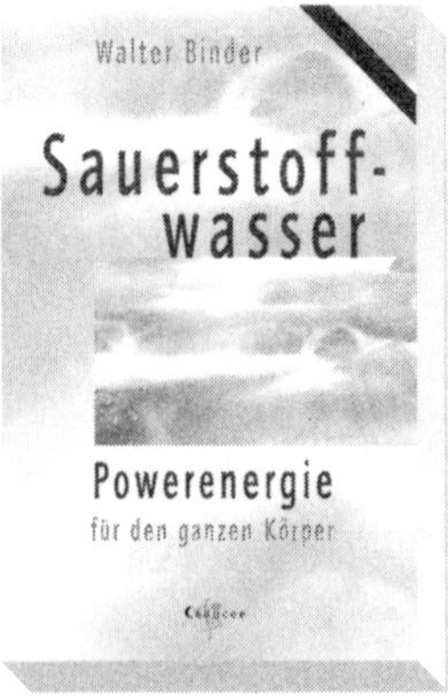

Walter Binder

Sauerstoffwasser - Powerenergie für den ganzen Körper

Ein einfaches und
ungefährliches Mittel
mit großer Wirkungsweise

80 Seiten, broschiert
€ (D) 6,50 / SFr 12,30
ISBN 3-937464-00-X

Sauerstoffwasser ist ein natürliches Mittel, das wie Jogging alle Funktionen des Organismus anregt. Es ist ein ideales Powergetränk, auch während Entschlackungs- und Entgiftungskuren, denn vor solchen Kuren muss dem Organismus zuerst die nötige Energie zugeführt werden. Sauerstoffwasser regt in Verbindung mit geeigneten Pflanzenbegleitstoffen den Stuhlgang und die Nierenfunktion an, verbessert die Hautausscheidung und die Lymphzirkulation.
Egal ob man es zum Abnehmen trinkt, zur Verstärkung der Wirkung von Kosmetika oder zum schnelleren Heilen bestimmter Krankheiten, Sauerstoffwasser bringt dem Blut und damit dem Körper ein Plus an lebensnotwendiger Energie.

Walter Binder, der als Naturheilpraktiker große praktische Erfahrung mit Sauerstoffwasser hat, schließt demnach auch sein bahnbrechendes Buch mit dem beruhigenden Satz:
»Trinken Sie also ruhig soviel wie Ihnen danach ist und es wird Ihnen von Tag zu Tag besser gehen.
Und nun sage ich Prost, auf unser Sauerstoffwasser.«

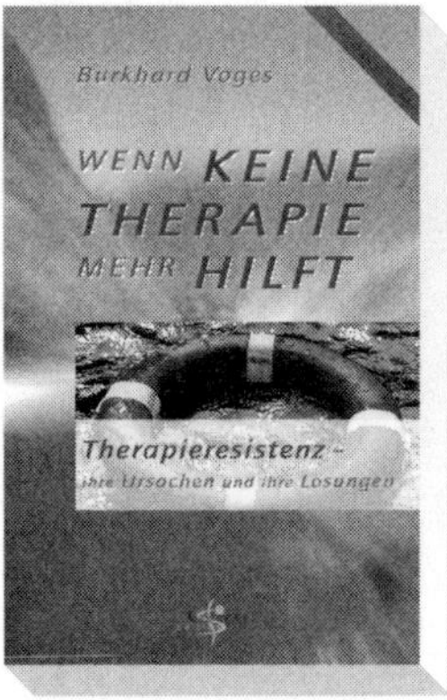

Burkhard Voges

Wenn keine Therapie mehr hilft

Therapieresistenz -
ihre Ursachen und
ihre Lösungen

80 Seiten, broschiert
€ (D) 6,50 / SFr 12,30
ISBN 3-937464-02-6

Dieses Buch will nicht anklagen noch schwarz malen, vielmehr möchte es mögliche Ursachen einer Therapieresistenz entschlüsseln und Wege aufzeigen, um diesen ungewollten Widerstand zu brechen.

Dr. Voges, erfahrener Heilpraktiker aus Bremen, vertritt die Meinung, dass es keine dauerhafte beziehungsweise keine fixierte Therapieresistenz geben kann. Da jeder vitale Organismus Wandlungsprozessen unterworfen ist, also Aufbau- und Abbauvorgängen, besteht generell die reelle Chance einer Neuorientierung innerhalb dieser Perioden.

Die Kunst eines guten Therapeuten besteht darin, die Ursachen der Widerstände herauszufinden und den Patienten von diesen Widerständen zu befreien. Wie dies möglich sein kann und welche Aspekte man dabei in Erwägung ziehen muss, erklären wir Ihnen in diesem kleinen Band der Reihe ...so wird's gemacht!